身边的科学 真好玩

U0586378

不得不种的疫苗

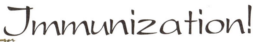

You Wouldn't Want to Live Without Immunization!

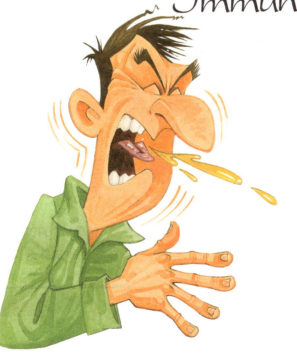

[英]安妮·鲁尼　　文
[英]大卫·安契姆　图
高　伟　李芝颖　译

时代出版传媒股份有限公司
安徽科学技术出版社

[皖]版贸登记号:121414021

图书在版编目(CIP)数据

不得不种的疫苗/(英)鲁尼文;(英)安契姆图;高伟,李芝颖译.--合肥:安徽科学技术出版社,2015.9(2024.1重印)
(身边的科学真好玩)
ISBN 978-7-5337-6790-7

Ⅰ.①不⋯　Ⅱ.①鲁⋯②安⋯③高⋯④李⋯
Ⅲ.①疫苗-儿童读物　Ⅳ.①R979.9-49

中国版本图书馆 CIP 数据核字(2015)第 213785 号

You Wouldn't Want to Live Without Immunisation! @The Salariya Book Company Limited 2015
The simplified Chinese translation rights arranged through Rightol Media(本书中文简体版权经由锐拓传媒取得 Email:copyright@rightol.com)

不得不种的疫苗　　[英]安妮·鲁尼 文　[英]大卫·安契姆 图　高伟　李芝颖 译

出 版 人:王筱文　　　选题策划:张 雯　　　责任编辑:张 雯
责任校对:沙 莹　　　责任印制:廖小青　　　封面设计:武 迪
出版发行:安徽科学技术出版社　　　http://www.ahstp.net
(合肥市政务文化新区翡翠路 1118 号出版传媒广场,邮编:230071)
电话:(0551)63533330
印　制:大厂回族自治县德诚印务有限公司　　　电话:(0316)8830011
(如发现印装质量问题,影响阅读,请与印刷厂商联系调换)

开本:787×1092 1/16　　　印张:2.5　　　字数:40 千
版次:2015 年 9 月第 1 版　　　印次:2024 年 1 月第 10 次印刷

ISBN 978-7-5337-6790-7　　　　　　　　定价:28.00 元

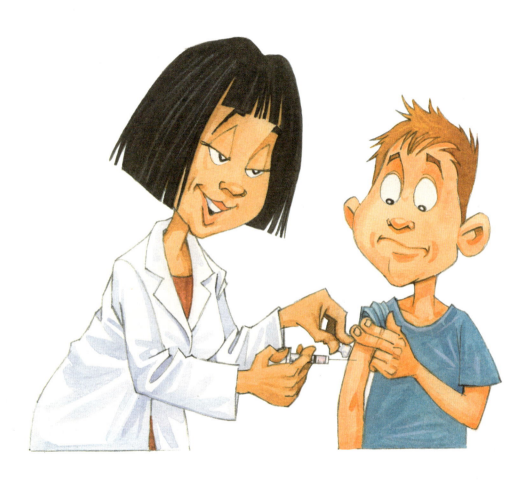

免疫接种大事年表

公元前430年

古希腊雅典城的医生发现，患过瘟疫后康复的病人不会再染上瘟疫。

1346—1350年

黑死病夺去了整个欧洲和部分亚洲地区几乎一半人口的性命。

1721年

英国的玛丽·沃特利·蒙塔古夫人倡导天花疫苗接种，预防天花。

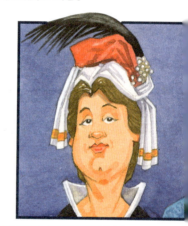

公元10世纪

中国医生采用人痘接种法预防天花。

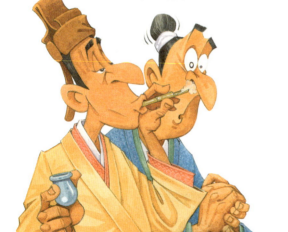

1796年

爱德华·詹纳为詹姆斯·菲普斯接种牛痘。

1721年

科顿·马特从一个奴隶处听说天花接种法后，便开始在美洲尝试天花接种。

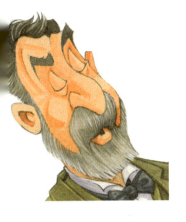

1924年

美国开始白喉接种。

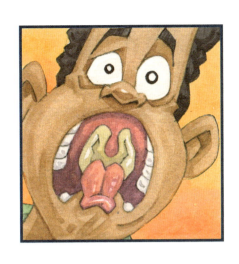

19世纪80年代

路易·巴斯德发现可以通过接种疫苗来阻止人们患上狂犬病。

1980年

世界卫生组织宣布已通过天花接种法彻底消灭天花病。

1918年

西班牙流感在世界范围内夺去了5000万~1亿人的生命。从康复病人身上抽取的血液帮助了一些病人重获健康。

2000年

世界卫生组织曾定下目标——该年以后再无小儿麻痹症病人,但数年后一些国家仍然有人患上小儿麻痹症。

1955年

索尔克发明的小儿麻痹症疫苗在美国普及。

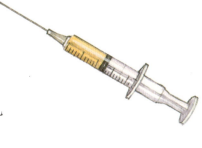

免疫接种地图

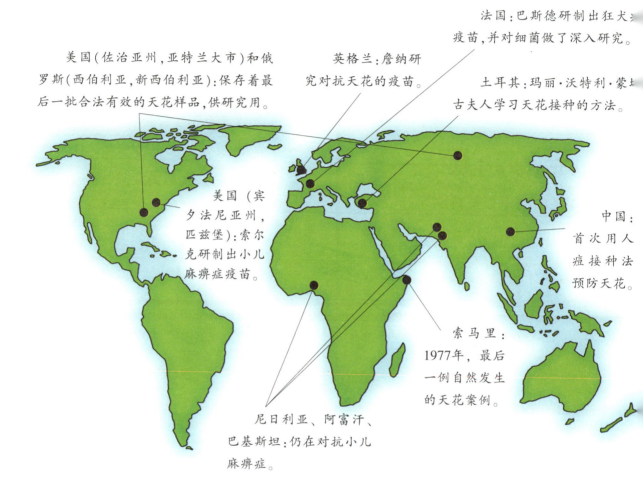

美国(佐治亚州,亚特兰大市)和俄罗斯(西伯利亚,新西伯利亚):保存着最后一批合法有效的天花样品,供研究用。

英格兰:詹纳研究对抗天花的疫苗。

法国:巴斯德研制出狂犬疫苗,并对细菌做了深入研究。

土耳其:玛丽·沃特利·蒙古夫人学习天花接种的方法。

美国(宾夕法尼亚州,匹兹堡):索尔克研制出小儿麻痹症疫苗。

中国:首次用人痘接种法预防天花。

索马里:1977年,最后一例自然发生的天花案例。

尼日利亚、阿富汗、巴基斯坦:仍在对抗小儿麻痹症。

全世界都在努力通过接种疫苗对抗疾病,并在很多方面都取得了医学进步,使各地的人们都得到益处。

彻底消灭一种疾病的唯一方法就是给全世界的每一个人接种疫苗。所有人都接种了,疾病也就没法复发了。

作者简介

文字作者:

安妮·鲁尼,曾在英国剑桥大学学习英语,后获得哲学博士学位。她在几所英国大学任过职,目前是剑桥大学纽纳姆学院的皇家艺术基金会成员。安妮已经出版50多本儿童及成人书籍,其中几本的内容为科学及医学史。她也创作儿童小说。

插图画家:

大卫·安契姆,1958年出生于英格兰南部城市布莱顿。他曾就读于伊斯特本艺术学院,在广告界从业了15年,后成为全职艺术工作者。他为大量非小说类童书绘制过插图。

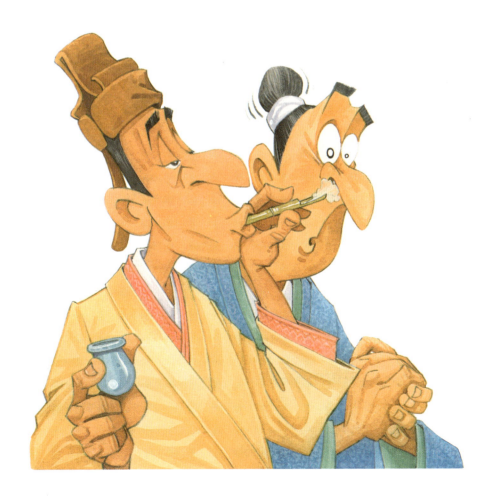

目 录

导　读

把尖细的针扎进幼儿身上听起来不那么美妙,可疫苗接种的确就是这种"残忍之事"。仅需要把针刺入身体一小会儿,就能换来天大的好处——让一个人免于患上可怕的致命疾病。要知道,这些疾病曾经夺去了无数人的生命。这种交换听起来还是蛮公平的,对吧?

疫苗接种是将少量导致某种疾病的安全致病源注入身体,这样一来,你身体的抗病机制就会积极行动起来,找出应对这种疾病的方法,但实际上它们并不需要真正采取行动,因为那并不是真正的感染。然而,如果你以后真的遇到这种疾病,身体就会知道如何采取行动。例如,假如你接种了小儿麻痹症和麻疹疫苗,或是其他疫苗,以后就不会得相应的疾病了。你的身体认识这些疾病,所以在这些疾病源入侵你的身体时,就能立即行动起来,积极防御,使你不会患上这些疾病。

因而,以后如果你不得不被刺上一针,请面带微笑,因为这可能会救你一命哦!

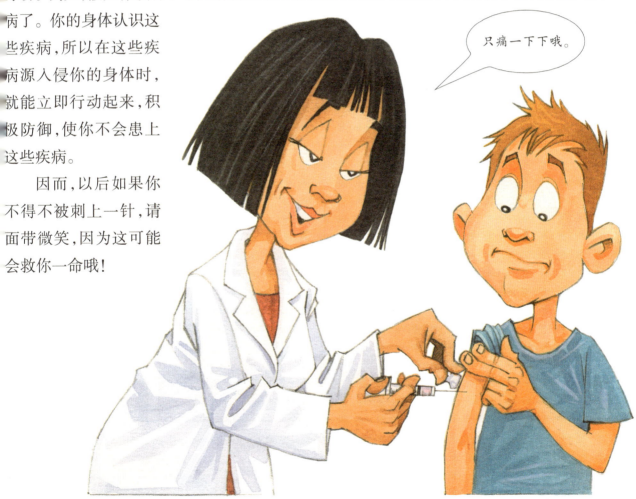

只痛一下下哦。

1

我们为什么会生病？

人免不了生病。身体功能异常，或是微生物造成的感染会引起疾病。我们生病时，常常会伴有诸如发热、呕吐、疼痛、咳嗽和喷嚏这些症状。有一些症状是由微生物直接引起的，但也有很多症状是身体为对抗感染而做出的反应。

大多数疾病由细菌或病毒引起，少部分由真菌或寄生虫引起。我们已经研发出能预防细菌和病毒感染的疫苗，而针对真菌和寄生虫的疫苗尚处于研发阶段。

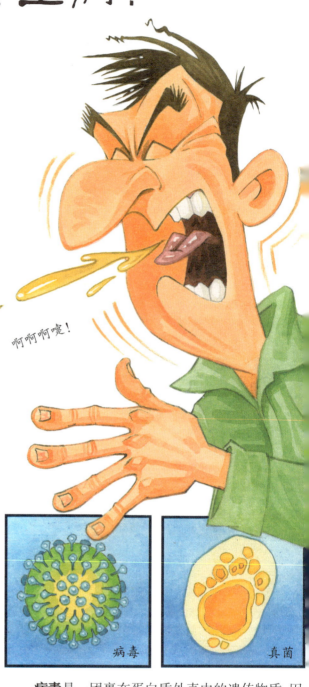

啊啊啊嚏！

四大罪魁祸首

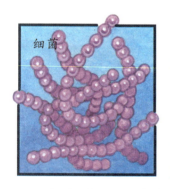

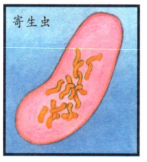

细菌、寄生虫和真菌都是生物。细菌是世界上数量最多的一类生物，寄生虫通常生活在其他生物体内，获取营养。

病毒是一团裹在蛋白质外壳内的遗传物质，因此它从严格意义上来说不算生物。真菌有大有小，小的有酵母菌，大的则有蘑菇和羊肚菌。

细菌

细菌比病毒的体积大得多。细菌先于病毒被人类发现,因为它们在显微镜下更易被观察到。病毒虽小但也同样致命。有些细菌要比病毒大100倍呢!

病毒

预防感染的最佳方法就是勤洗手。疫苗接种能让你摆脱许多疾病的困扰,但并非能摆脱所有的疾病。洗手能有效地清除企图进入你身体里的细菌和病毒。

身体接触能传播疾病。咳嗽和喷嚏也是疾病传播的途径。人体的体液,例如血液,同样可能携带疾病。

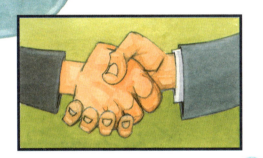

细菌不需要寻找伴侣组成家庭。它们通过复制身体的关键部分来繁殖。被复制的两个部分分别到达细菌的两端,并最终一分为二。

细胞内的DNA能够自行复制。

细胞由一个分裂为两个。

有些感染仅仅影响身体的局部,另外一些则会让全身遭殃。

病毒需要借助外力来繁殖。它们生活在寄主的细胞内,收集并复制用于自我繁殖的化学物质。它们将细胞变为"病毒复制工厂"。

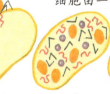

病毒向细胞注入自己的DNA。

病毒的DNA和蛋白质外壳在细胞内复制形成。

这些成分渐渐组合在一起,形成一个个病毒。

细胞破裂,病毒蜂拥而出。

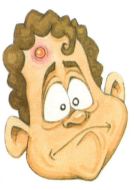

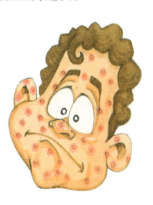

身体如何抵抗疾病？

你的身体时刻都在提防着能引起感染的"入侵者"。当细菌或病毒攻破身体的防线，身体就会自动做出反击。身体的这种防卫机制称为免疫系统。

受到威胁时，先天免疫系统就会酝酿第一波攻势。它会以任何异物为目标。你吸入粉尘后咳嗽就是这个道理。当然，第一步是识别哪些属于身体组织而哪些不属于。

你身体的第一道防线是遍布全身的皮肤和黏膜（比如鼻子和嘴巴里黏黏的那一层），它们能阻止微生物进入人体。割伤和抓伤是这道防线上的漏洞，这就是我们要清洁并覆盖伤口的原因。

吞噬细胞属于白细胞，它们能将入侵者活活吞掉。它们包围入侵者，将入侵者牢牢困在吞噬体里，然后它们往里面注入化学物质以摧毁入侵者。它们是身体先天免疫系统的一部分。

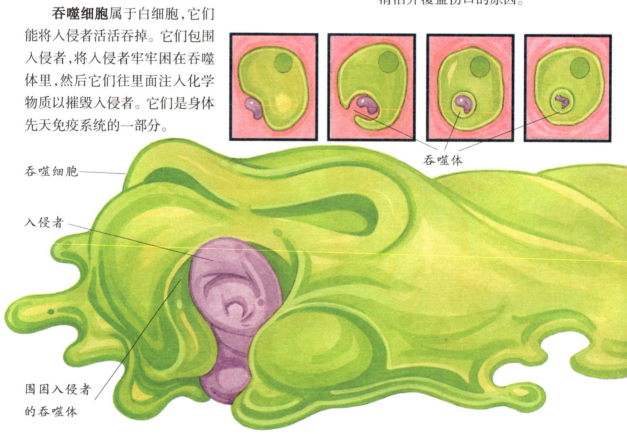

割伤或抓伤

细菌

吞噬体

吞噬细胞

入侵者

围困入侵者
的吞噬体

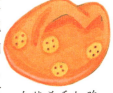

发热、发炎、肿痛是先天免疫系统的反应，有利于免疫系统发挥作用，使它杀死部分细菌。

发热并不一定是坏事。虽然发热会让你感到难受，但它确实能帮助身体战胜微生物。但请遵照医生的嘱咐，因为体温过高也是十分危险的。

当病毒感染身体细胞时，这些受感染的细胞看上去跟正常细胞没什么两样，所以吞噬细胞不会对其做出反应。但其他的白细胞，如"自然杀伤"细胞，它就能识别出受感染的细胞。它们会在受感染的细胞上钻个口子，注入化学物质，从而杀灭病毒。

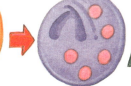

自然杀手细胞　　被感染的细胞

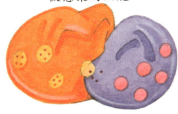

死亡细胞

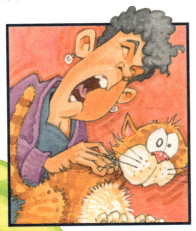

对花粉和猫等东西**过敏**，是身体的免疫系统错误地把它们当成威胁造成的。

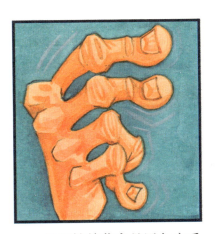

风湿性关节炎是因免疫系统功能紊乱造成的关节部位疼痛。免疫系统错误地把关节部位的软组织当作入侵的细胞，所以攻击并摧毁它。

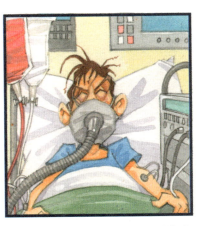

适得其反!如果免疫系统太勤于生产对抗感染的化学物质，其带来的坏处会大于好处。在有些情况下，这些化学物质会毒害身体，并带来更严重的病痛。

记住敌人

人体的先天免疫系统反应迅速，对待入侵者一视同仁，不管敌人的弱点是什么，都会给出强力一击。同时，人体也有一套较慢的反应机制，被称作适应性免疫。它们针对每一种不同的感染做出不同的反应，并记住每一种感染类型。也就是说，当相同的感染再发生时，它们就能快速做出反应了。这使得疫苗接种成为可能。

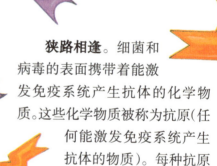

病毒

抗体

抗原

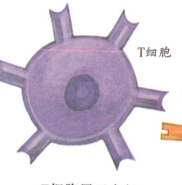

T细胞

B细胞

狭路相逢。细菌和病毒的表面携带着能激发免疫系统产生抗体的化学物质。这些化学物质被称为抗原（任何能激发免疫系统产生抗体的物质）。每种抗原都是不一样的。

抗体对人体有益。它们是一种"Y"形蛋白质，且末端的形状各不相同，不同的形状分别对应不同的抗原。就像钥匙和锁的关系，一种抗体对应一种抗原。

T细胞属于白细胞。它负责清理抗体工作后产生的垃圾，摧毁被病毒感染的细胞，并帮助记忆抗原，以便日后辨认。

B细胞属于白细胞。它们表面附有抗体，当它们发现能与抗体结合的抗原时，就开始大量生产这样的抗体。

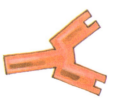
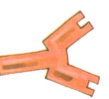

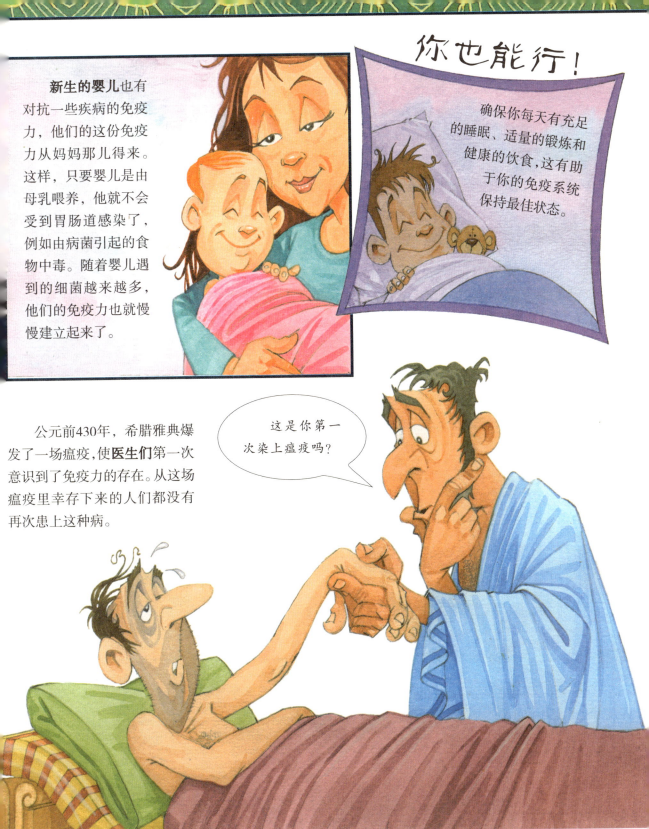

新生的婴儿也有对抗一些疾病的免疫力，他们的这份免疫力从妈妈那儿得来。这样，只要婴儿是由母乳喂养，他就不会受到胃肠道感染了，例如由病菌引起的食物中毒。随着婴儿遇到的细菌越来越多，他们的免疫力也就慢慢建立起来了。

公元前430年，希腊雅典爆发了一场瘟疫，使**医生们**第一次意识到了免疫力的存在。从这场瘟疫里幸存下来的人们都没有再次患上这种病。

这是你第一次染上瘟疫吗？

天花接种

如果叫你用鼻子吸掉其他人身上的脓疱和疙瘩表面所结疮痂的颗粒，你愿意吗？不？早饭之前不可以？但这可是能救命的！在10世纪的中国，很可能还有古埃及，当时的医生会把天花痘中的干燥物质吹入病人的鼻子里，或是涂在病人手臂的伤口上，以保护人们不会染上天花。这就叫天花接种。疮痂上所携带的少量天花病毒能迫使身体产生天花病毒的抗体，使人们在日后对天花免疫。

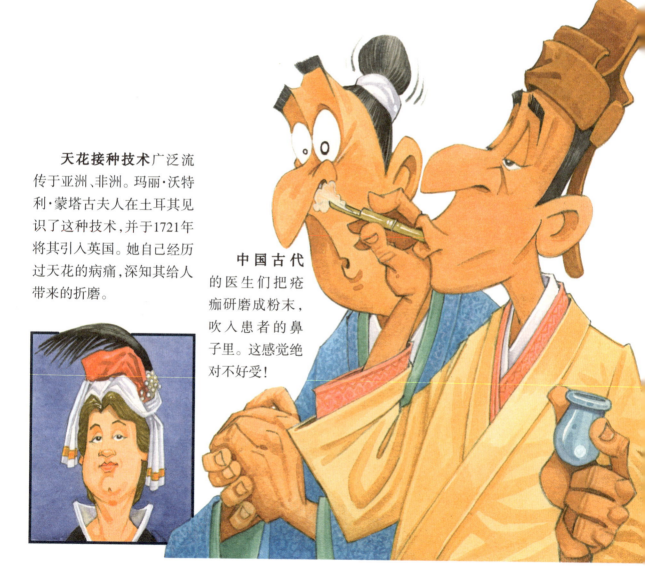

天花接种技术广泛流传于亚洲、非洲。玛丽·沃特利·蒙塔古夫人在土耳其见识了这种技术，并于1721年将其引入英国。她自己经历过天花的病痛，深知其给人带来的折磨。

中国古代的医生们把疮痂研磨成粉末，吹入患者的鼻子里。这感觉绝对不好受！

天花接种：50人
有1人会死亡

天花病毒：50人
中有15人会死亡

干燥的疤痂上有足够激发身体产生天花抗体的病毒，免疫系统会记下生产这种抗体的方式，并在日后需要时大量生产。

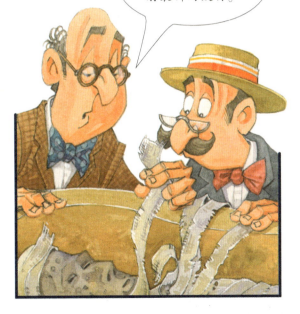

我们最好注射最新的疫苗。

天花接种是有风险的，大约50名接种者中会有1人死于天花或其他感染。但患上天花更可怕，死亡率高达30%。

天花是一种可怕的疾病，它会引起疼痛、发热，使人身上出现大量的像稻谷一样的脓疱。将近1/3的患者会死亡。对于幸存下来的人来说，这种疾病也会对他们的眼睛和大脑造成不可逆转的伤害，并在全身留下深深的疤痕。数千年来，天花夺走了无数人的生命。幸运的是，人们最终在1980年战胜了这个恶魔。

世界上**已知最早**的天花病例见于一具古埃及的木乃伊——法老拉美西斯五世。他死于公元前1157年，其身上的斑点仍然清晰可见。天花在世界上可能至少有12000年的历史。

疫苗接种

在 1796年，英国医生爱德华·詹纳发明了一种比天花接种更安全的方法。他知道，挤奶的女工很少患上天花，却经常患上牛痘。这种病不致命，但能使牛或者挤奶工身上长出恶心的脓疱。他设想可能是牛痘的原因，她们才没有得天花。于是，他收集了一些牛痘脓疱里的物质，并把它们打进了一个叫詹姆斯·菲利浦的小男孩的手臂上。神奇的事情发生了，菲利浦既没有患上牛痘，也没有患上天花。詹纳的设想成功了。虽然人们起初都不相信詹纳的想法，但他发明的疫苗终究变得流行起来，拯救了数以百万计的生命。

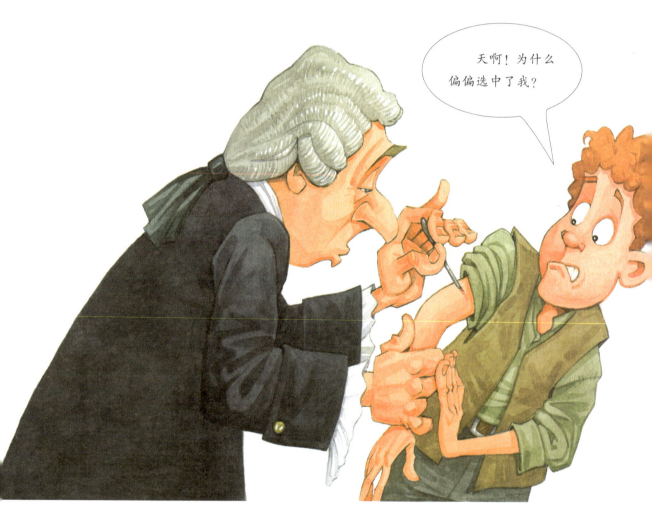

天啊！为什么偏偏选中了我？

詹纳从一位名叫莎拉·内尔斯的挤奶女工手掌和手臂上的牛痘脓疱中**提取脓液**，从而有了天花疫苗。

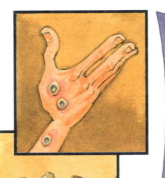

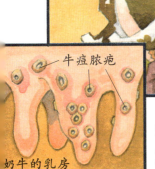

牛痘脓疱

奶牛的乳房

人体能产生对抗牛痘病毒的抗体。因为天花和牛痘病毒表面的抗原基本一致，所以对牛痘有效的抗体对天花病毒也起作用。如果一个拥有牛痘抗体的人暴露在天花病毒之下，他很快就能产生相应的有效抗体。

挤奶女工挤奶时会触摸奶牛的乳房。如果奶牛患有牛痘，牛痘就会传染到女工身上。

詹纳并不是第一位用牛痘对抗天花的人。一位名叫本杰明·杰斯提的英国农民早在天花肆虐的1774年，就为他的老婆和孩子接种了牛痘，但他并没有把这事告诉其他人。

1775年，**美国**在那场决定加拿大魁北克归属的战役中失败，期间众多美国士兵染上了天花，而战胜国英国提前给其士兵接种了天花疫苗。

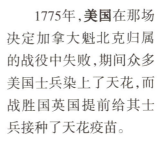

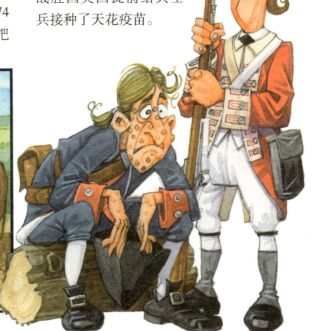

巴斯德的意外之喜

在 詹纳发明天花疫苗大约100年后，法国科学家路易·巴斯德正致力于动物疾病的研究。他叫他的助手给鸡注射事先准备好的霍乱细菌，可他的助手却把这事给忘了。一个月以后，意识到错误的助手立马给鸡注射了那些霍乱细菌。结果，轻微生病后，鸡很快就好了。之后巴斯德又给鸡注射新鲜的霍乱细菌，但鸡并没有再患上霍乱。由此，巴斯德意识到，拌霍乱细菌暴露在空气中能降低它们的致病性，但又足以使鸡产生相应的抗体。

抓住了！你以后会感谢我的。

咯咯咯！

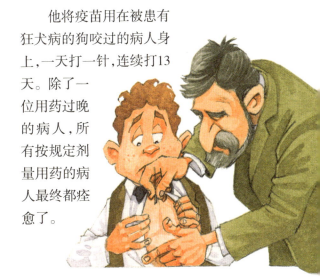

巴斯德的疫苗甚至能治疗被疯狗咬过但处于潜伏期的病人。但病人必须尽快去找他看病才行！病人的身体会产生应对疫苗的抗体，并利用这些抗体战胜真正的疾病。

真及时！

从1880年起，巴斯德开始致力于狂犬病疫苗的开发工作。狂犬病是一种由动物传染的致命疾病。也用玻璃试管收集患有狂犬病的狗的唾液。呀！

啊呜呜

巴斯德利用患有狂犬病的兔子的脊髓制得狂犬病疫苗。他将脊髓放在空气中晾干，以达到降低细菌活性、不致病的效果。

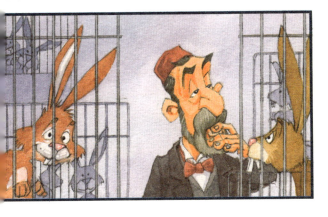

他将疫苗用在被患有狂犬病的狗咬过的病人身上，一天打一针，连续打13天。除了一位用药过晚的病人，所有按规定剂量用药的病人最终都痊愈了。

记事年表：疫苗发现之路

1796年：詹纳发明天花疫苗

1879年：巴斯德发明针对家禽霍乱的疫苗

1885年：巴斯德发明人体狂犬病疫苗

1895年：白喉疫苗在美国制成

1921年：第一支肺结核疫苗研制成功

免疫接种怎么起作用?

詹纳和巴斯德在没弄懂疫苗原理的情况下研制出了有效的疫苗,保护人们免受疾病的侵袭,每个人都为此感到高兴。

现在,清楚地了解免疫接种的工作原理能帮助我们生产更好、更安全的疫苗。免疫接种会把少量的病原体(引起疾病的东西)引入身体。这些病原体带有抗原,免疫系统会找到制造对应抗体的方法并记下来。如果相同的抗原再次进入身体,免疫系统就知道如何制造相应的抗体,以便在感染范围扩大前战胜疾病。

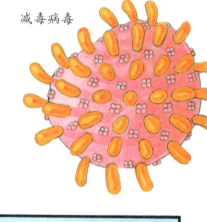

灭活病毒

疫苗可分为灭活疫苗和减毒疫苗。灭活疫苗由被高温或化学物质杀灭的细菌或病毒制成。减毒疫苗中病毒的活性较低,不会让人染上疾病。减毒疫苗比灭活疫苗的效果更好,但更容易引起副作用。

减毒病毒

你准备好打疫苗了吗? 针管扎进肉里时会有点疼,接下来手臂也会略感酸胀,之后的几天你可能还会有轻微的病症。但所有这一切过去之后,你就能尽情享受健康快乐的生活了。

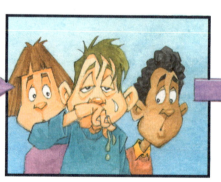

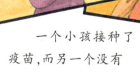

一个小孩接种了疫苗,而另一个没有

这两个孩子都暴露在相同的病原体下

如果有人已经患病，或曾暴露在高危险病菌之下，我们常会直接向这样的病人输入抗体，这叫作被动免疫接种。被患有狂犬病的狗咬伤的人通过接受抗体来增强免疫系统能力，抗击狂犬病。

呀啊啊啊！

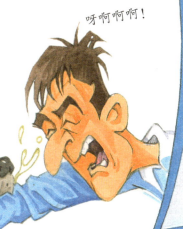

原来如此！

凑近瞧瞧，其实并不可怕。皮下注射的针头是中空的，针头的顶端是尖利并且倾斜的，便于穿透皮肤。当医生或护士按动活塞时，针筒内的疫苗液就会被推入针头，进入人体。大多数针头都是很细的。

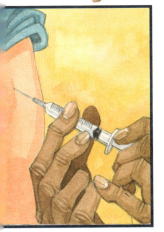

大多数的疫苗接种通过针管注射完成。医生或护士先会为你的手臂做清洁，接下来配置适合你的疫苗剂量（身材小的人用量少），当然还要用全新而清洁的针管。接下来他们会将针头前端一小部分扎进你的手臂，并按压活塞，使其中的液体流入手臂，然后按住皮肤，拔出针头。就这么简单！

真的需要打针吗？

许多疫苗需要通过针管注射进入体内，如果通过口腔摄入，肠道里的化学物质会摧毁它们。但伤寒疫苗（伤寒是一种通过食物和水传播的致命疾病）能通过口腔摄入，因为它们生命力顽强，不惧怕胃酸。

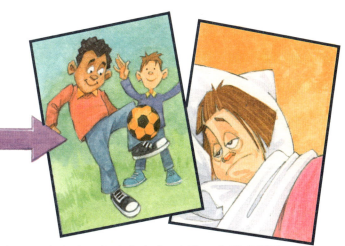

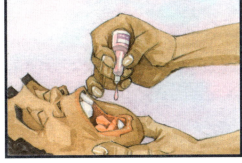

一个孩子受疫苗保护没有生病，而另一个则病倒了。

避病良方

生活在20世纪初的小孩子们总是在提心吊胆中生长，因为白喉和脊髓灰质炎这两种致命疾病每年都会夺走成千上万人的生命。1894年的美国爆发了第一场大范围的脊髓灰质炎疫情，疫情蔓延趋势一度不可控制。在1916年后，更是每年都会爆发一次。科学家争相研发疫苗，并最终在20世纪50年代取得了成功。而在1924年以前，白喉病疫苗尚未被广泛投入使用的时候，白喉病每年都会感染超过20万人。

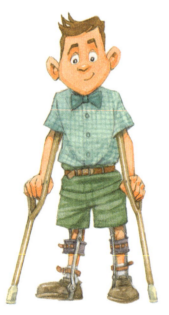

脊髓灰质炎由一种生活在污水里的病毒所致。它们会攻击人体的神经系统，使肌肉组织丧失功能，让人瘫痪甚至死亡。

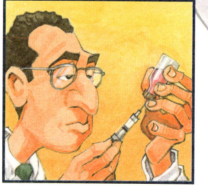

乔纳斯·索尔克于1955年研制出了第一支灭活疫苗。在美国历史上最大的一次医学实验中，它被用于年轻人身上。一年以后，大范围的疫苗注射开始了，人们成功地把脊髓灰质炎的发病率降低了90%——从56000例降到了5600例。

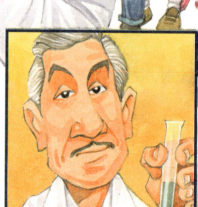

与此同时，阿尔伯特·沙宾正致力于活性脊髓灰质炎疫苗的研发，并在1962年取得成功。他的疫苗比索尔克的疫苗效果更好，而且能通过口腔摄入，这让接种更加容易了。时至今日，仍有一些地区在使用沙宾研制的疫苗。

第一支脊髓灰质炎疫苗于1950年问世，但这种疫苗仅在几周内有效。1952年，大规模的脊髓灰质炎疫情爆发，最终造成21000人瘫痪。1955年，索尔克发布了他的疫苗后，人们成群结队地前往接种。

你也能行！

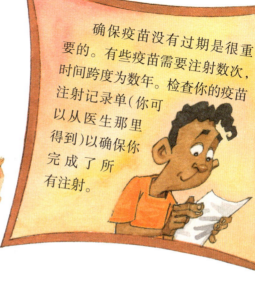

确保疫苗没有过期是很重要的。有些疫苗需要注射数次，时间跨度为数年。检查你的疫苗注射记录单（你可以从医生那里得到）以确保你完成了所有注射。

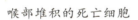

喉部堆积的死亡细胞

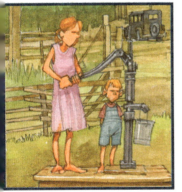

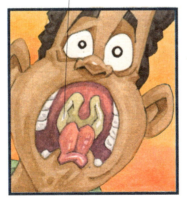

奇怪的是，穷人往往比有钱人患上脊髓灰质炎的概率低。其原因在于穷人常年饮用被脊髓灰质炎病毒污染了的水，这些小剂量的摄入使他们获取了对抗脊髓灰质炎的天然免疫力。

白喉由一种细菌分泌的毒素引起。这种毒素会杀死口腔内和喉部的细胞。死亡细胞堆积起来阻塞了喉部，因此白喉病人通常会感到难以呼吸或咽下东西。

抗毒素血清快递

用抗毒素血清治疗白喉的方法发明于1895年。为了使它生效，这些抗毒素血清必须快速应用在白喉病人身上。1925年的冬天，一场抗毒素血清的快递开始了。为了挽救美国阿拉斯加诺母小镇上患病儿童的性命，雪橇犬大队载着这些血清，冒着−53℃的严寒，跨越了1000千米的遥远路程，到达了诺母小镇。至今，人们还记得那位英雄，它便是雪橇犬大队的队长巴尔托。

群体免疫

大范围的疫苗接种能产生一种群体免疫力，保护每一个人都不受侵害。当大多数人都对疾病免疫时，就能减少那小部分非免疫人群接触病菌的机会，从而使他们变得安全；相反，倘若没有足够多的接种人群，病菌接触到非免疫人群的机会就会增大，从而导致疾病蔓延。

所以，有能力接种疫苗的人们责任重大，"事不关己"的心态可要不得哟！因为那些正在生病或免疫系统功能低下的人群不能接种疫苗，所以他们可全靠群体免疫力了。

被标红的人没有接种疫苗，但他们仍然不容易患病，这是因为他们接触的大多数人(如蓝色线条所示)都接种了疫苗。

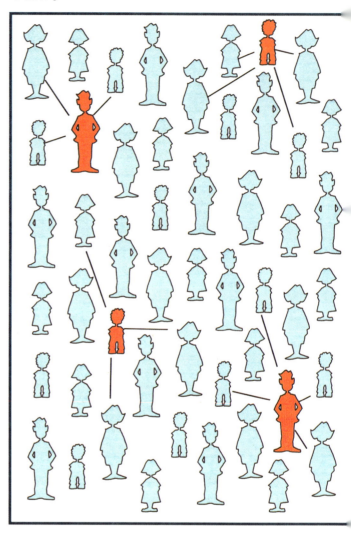

特制的钢针
拥有两个针头，能挑除天花痘，这有助于病人减少对疫苗的需求量。

记事年表：

1855年：美国马萨诸塞州要求学龄儿童义务接种天花疫苗

1921年：第一次实施大规模白喉疫苗接种计划

在这一组中,未接种疫苗的人数大大增加,他们更有可能接触到同样没有接种疫苗的人(如红色线条所示),由此疾病就会传播开来。

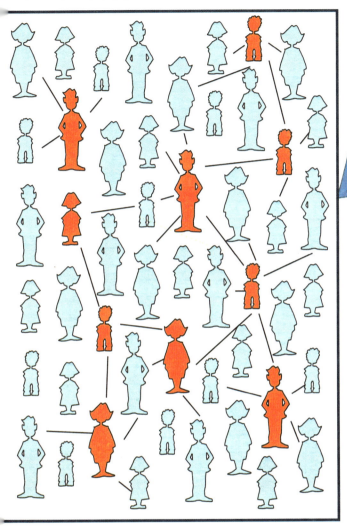

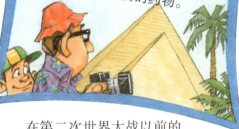

重要提示!

假如你假期出国旅游,你可能需要接种一些在国内不常见疾病的疫苗,特别是一些热带疾病疫苗。但疟疾还没有相应的疫苗,所以别忘了带上必要的药物。

在第二次世界大战以前的**所有战争**当中,斑疹伤寒对军队可是造成了不小的伤害。在"二战"时,疫苗很好地保护了军人。斑疹伤寒由跳蚤传播,这些跳蚤喜欢生活在拥挤、肮脏的环境里,在监狱和船舱这些幽暗的地方就能发现它们的踪迹。所以当时,真正令军人们害怕的往往不是敌人的子弹,而是斑疹伤寒。

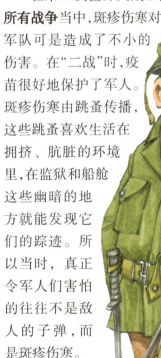

疫苗发展史

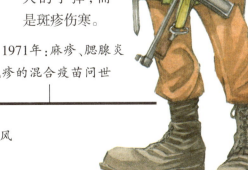

20世纪30年代:
百日咳疫苗问世

1962年:麻
疹疫苗问世

1971年:麻疹、腮腺炎
和风疹的混合疫苗问世

1955年:大规模的脊
髓灰质炎疫苗接种开始

1969年:风
疹疫苗问世

疫苗的安全问题

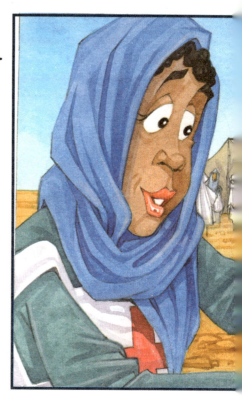

　　疫苗被接种到无数人的体内以保护他们免遭疾病,所以,我们必须确保疫苗本身是安全的。新疫苗被用于人体之前有严格的规章制度来确保它的安全有效性。疫苗用于大众接种前,会先被用在细胞、动物和人类志愿者身上做测试。

　　疫苗的制造和运输费用昂贵。在一些国家,无法负担疫苗费用的人可以依靠救助项目的帮助,这能帮助我们所有人降低患病的风险。

疫苗是如何制造出来的?

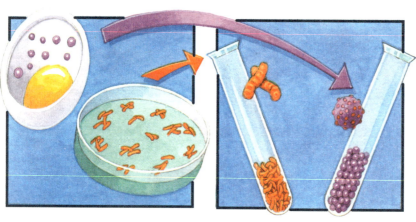

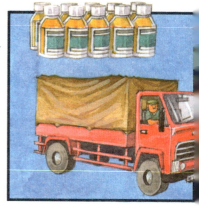

　　别在家里尝试这个! 如果某种疾病是细菌性的, 那么你可以将细菌养殖在培养基中, 添加细菌喜欢的营养物质。病毒只能在细胞内生长, 所以你可以将它养殖在鸡蛋中。

　　当你养殖出了足够的细菌或病毒后, 你可以试着把细菌从培养基中分离,把病毒从鸡蛋中分离。如果你想制造灭活疫苗, 就需要用高温或者化学药品杀死细菌或病毒。

　　在将安全的细菌或病毒转化为疫苗的一系列**过程之后**,你需要将它们装进瓶子里, 然后装到负责运输的卡车上。请注意疫苗要低温保存!

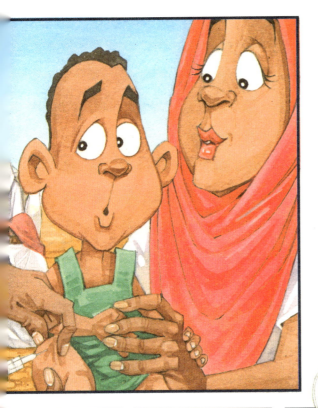

接种疫苗后，几小时内如果你出现了除手臂疼痛或身体轻微不适以外的反应，你就要去看医生了。疫苗被用于接种前经过了安全测试，但由于身体状况因人而异，因此出现异常情况时最好还是去医院检查一下，以防万一。

我现在感觉好多了！

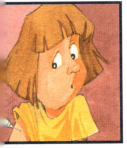

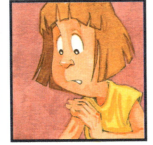

有时候人们接种疫苗后感觉不舒服。短时间内感一点不适是正常的。

如果你感觉不舒服，就请**咨询一下医生**，但这也可能只是巧合，与注射疫苗无关。

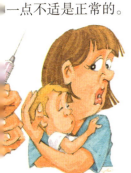

1998年，一位医生发表了一份虚假研究报告，声称麻腮风三联疫苗有害，因此，只有极少数的儿童接种了该疫苗。后来，没有接种疫苗的儿童中有一部分因感染麻疹而死。

接受被动免疫接种的人中，只有**极少数**会发生严重的过敏性休克反应。这些人需要接受进一步的药物治疗。

艰巨的任务

科学家们仍然需要努力地研制新疫苗。我们已经能制造预防25种危险疾病的疫苗，但研制其他的疫苗则更加棘手。我们目前还没有预防疟疾或艾滋病的疫苗，而这两种疾病已经夺去了无数人的生命。此外，虽然我们已经有了流感疫苗，但流感病毒变异速度快，所以科学家们需要不断研究新的流感疫苗加以应对，每年出一种。一种危险的新型流感病毒产生后，科学家需要好几个月才能配制出应对的疫苗。这真是在和时间赛跑！

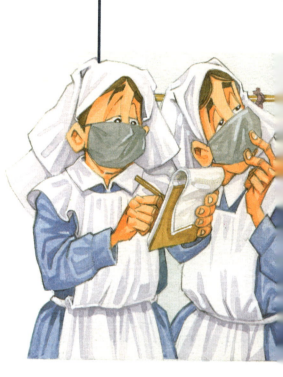

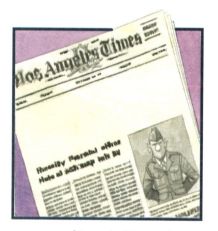

1976年，一名美国士兵死于一种新型猪流感，人们因此恐慌不已。这种流感会像1918年的西班牙流感一样夺去数百万人的生命吗？不。疫苗被匆匆研制出来了，但疾病却没有蔓延。后来的结果是，15人死于疫苗接种，仅1人死于流感。此次事件使人们开始怀疑和害怕疫苗。

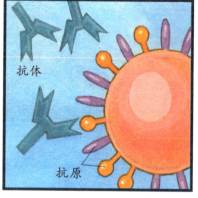

抗体

抗原

若是**单独一种流感病毒**，它可能变异缓慢，但如果两种病毒相遇，则会突然引起变异。一种新型流感病毒的表面有不同类型的抗原，而我们体内的抗体无法应对这些抗原。流感病毒变异和传播的速度非常快，所以更新疫苗是个巨大的挑战。新型流感毒菌让科学家们伤透了脑筋。

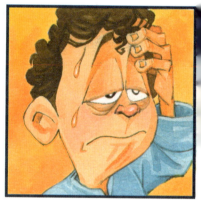

为什么没有对抗所有疾病的全能疫苗呢？导致疾病的病毒变异迅速，又有诸多变体，疫苗因此需要不断更新。普通感冒就是这种情况，病毒变异很快，但并不致命。因此，我们应该多花力气来对付更严重的疾病。

1918年，一种被称为"西班牙流感"的新型流感在世界范围内夺去了近1亿人的生命。当时没有应对这种流感的疫苗。

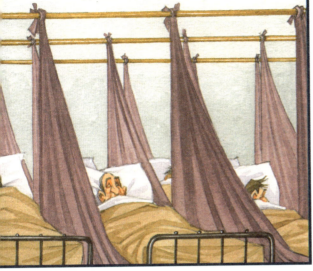

呼噜呼噜

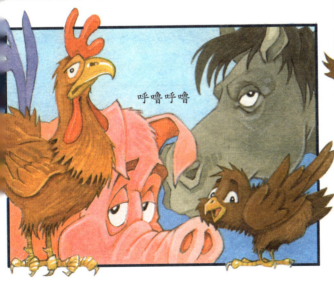

流感**并不局限在**人身上，所以问题来了。许多新型的流感源于猪或禽类（比如鸡、鸭），科学家们甚至开始留意马可能带来的潜在威胁了。其他动物也会患上流感，比如狗、猫、海豹和鲸鱼等。说不定哪天还有鲸鱼流感呢！

原来如此！

经常和动物打交道的人最容易感染新型的人畜混合流感。如果患了人类流感的农民吸入了动物流感病毒，那么两种病毒可能会在他体内混合。所以，尽量远离那些打喷嚏的猪！

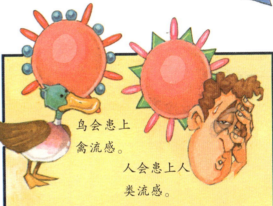

鸟会患上禽流感。

人会患上人类流感。

如果哪天人类流感病毒和动物流感病毒一起进入人体，那么这两种病毒可能会混合、匹配，成为一种新型的混合病毒。这类病毒有的无害，但有的则会致命。因为我们还没有对抗新型流感的抗体，所以它会传播得很快。

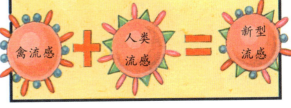

禽流感 ＋ 人类流感 ＝ 新型流感

没有疫苗接种的生活是什么样子？

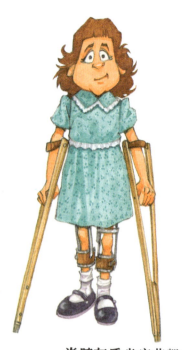

从第一代预防疾病的疫苗被研发出来到现在已经过去100多年了。假如我们没有疫苗，生活会是怎样的呢？

1952年，在美国，有57628人患上了脊髓灰质炎，其中大多数是儿童。所有病人中，最终有3145人死亡，21269人遭受终身折磨——四肢残废或瘫痪。2013年，在美国，脊髓灰质炎销声匿迹，没有一个人患有此病。自1988年以来，全球范围内脊髓灰质炎的发病率下降了99%。2012年，尚有200名脊髓灰质炎病人，这些病人都集中在3个还没有完全消灭这种病的国家。因此，为了每个人的健康，我们还需要付出努力。

脊髓灰质炎疫苗帮助了约1000万人免遭脊髓灰质炎引起的瘫痪。他们因此可以充满活力地、独立地工作和生活，免遭疾病带来的痛苦。

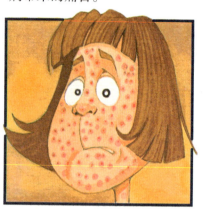

你绝不想患上麻疹，但如果没有接种疫苗，你很有可能会患上，因为麻疹是世界上传染性最强的疾病之一。麻疹疫苗诞生以前，每年有270万人死于麻疹。

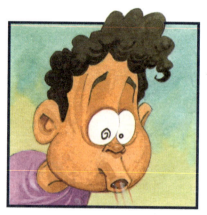

百日咳非常可怕。它可能导致脑损伤、癫痫甚至死亡。过去，几乎每个孩子都会患上此病。在放弃接种疫苗的国家，百日咳的发病率是那些接种疫苗国家的100倍。

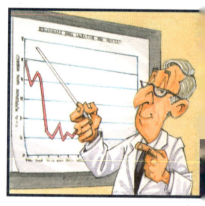

在美国，疫苗接种计划使得白喉病例的数量大大减少。1921年，有206000人患白喉，而2000—2010年的10年内，仅有5人患病。而苏联曾中断疫苗计划，致使1990—1999年有5000人死亡。

天花已经基本消除了，这是接种疫苗取得的胜利。但美国和俄罗斯的实验室还分别保留了一份天花病毒的标本。如今，我们是应该继续保留并研究它们，还是应该销毁它们以防止它们落入恐怖分子之手？

重要提示！

不要拒绝接种疫苗！疫苗是现代社会的巨大好处之一，它能拯救你的生命，也能保护你身边的亲人和朋友。你绝不希望经历没有疫苗的日子。幸运的是，你不必面对那样的生活！

科学家很快会研制出一种可以防止你吃太饱的疫苗！它还能帮助身体加快燃烧热量。

别打针了？

疫苗喷射器能使疫苗高速穿透皮肤。

未来，不是所有的疫苗都需要打针注射。目前，已经有疫苗可以通过鼻用喷雾的形式被吸入体内了。

使用"创可贴"**怎么样**？"创可贴"上面那些针头十分细小，你几乎感觉不到它们的存在。

未来的某一天，你甚至可以通过大口咀嚼含有疫苗的香蕉来摄入疫苗。但可千万别把一整串香蕉吃光了！

术语表

Adaptive immunity **适应性免疫** 免疫系统的一部分,主要负责产生抗体,对抗特定抗原。

Anaphylactic shock **过敏性休克** 一种非常严重的过敏反应,可能致命。

Antibody **抗体** 身体自身分泌的化学物质,能够与抗原结合,帮助免疫系统对抗抗原。

Antigen **抗原** 任何能激发免疫系统产生抗体的物质。

Antitoxin **抗毒素血清** 一种能够对抗、中和某种毒素的物质。

Attenuated(/live)vaccine **减毒疫苗(或活疫苗)** 病原体经过处理后毒性减弱或丧失的一类疫苗。

Bacteria **细菌** 微小的单细胞生物,有些是致病的。

Cell **细胞** 生物体中具有基本结构和功能的最小单位,能够自我繁殖。

Diphtheria **白喉** 导致口内和喉咙内的细胞死亡并阻塞呼吸道的疾病。

Epidemic **流行病** 一种大范围暴发的疾病。

Genetic material **遗传物质** 存在于细胞中的化学物质DNA,相当于制造生物的配方。

HIV/AIDS **艾滋病** 一种攻击免疫系统的病毒性疾病。

Immune system **免疫系统** 身体中对抗感染的系统。

Immunization **防疫** 有助于增强身体免疫系统的方法。

Inactivated vaccine **灭活疫苗** 使用被杀灭的病毒所制得的一类疫苗。

Infection **感染** 病原体入侵身体并在体内繁殖的结果。

Innate immune system **固有免疫系统** 身

本自身对感染形成的天然防御系统。

Malaria **疟疾** 由微小的寄生虫导致的疾病，能使人发热，可能致命。

MMR vaccine **麻腮风三联疫苗** 能使人对麻疹、腮腺炎和风疹免疫的疫苗。

Mumps **腮腺炎** 因细菌或病毒侵犯身体腺组织而引发的肿胀、疼痛。

Organism **生物** 任何有生命的物体。

Paralysed **瘫痪的** 因肌肉或神经受损而导致的行动困难。

Passive immunization **被动免疫接种** 为了对抗特定的感染为人体摄入抗体而不是刺激免疫系统自身产生抗体。

Pathogen **病原体** 能导致疾病的物质，比如病毒或细菌。

phagocyte **吞噬细胞** 一种能杀灭体内病原体的白细胞。

Polio **脊髓灰质炎** 也叫小儿麻痹症，一种病毒性疾病，能导致终身瘫痪，甚至死亡。

Pustule **脓疱** 皮肤上突起的小脓点，里面是淡黄色的脓汁，脓汁里含有死了的吞噬细胞。

Rubella **风疹** 又叫德国麻疹，是一种病毒性疾病，对孕妇和孕妇体内的胎儿有很大的危害。

Spinal cord **脊髓** 存在于脊椎中呈管束状的神经组织。

Symptom **症状** 疾病导致的身体反应，比如出疹、体温变化、呕吐等。

Typhus **斑疹伤寒症** 一种致命的细菌性疾病，能导致发热、背部或关节疼痛、头痛甚至精神错乱。

Vaccine **疫苗** 能刺激免疫系统产生抗体以对抗特定病原体的物质。

病毒 有蛋白质外壳包裹的遗传物质的碎片，是介于生物与非生物之间的一种物质。

White blood cells（leucocytes） **白细胞** 身体免疫系统的一部分。不同种类的白细胞会攻击不同的病原体。

最常见的疫苗

每个国家都有自己的疫苗接种计划。你是否已经接种了计划内的所有疫苗？下面列举9种重要的疫苗，以及这些疫苗能够防治的疾病。

1. 白喉疫苗

白喉病能杀死喉咙里的细胞并阻塞呼吸道。患上该病的病人死亡率约为10%。

2. 破伤风疫苗

破伤风会破坏神经并导致严重的肌肉痉挛（肌肉紧绷）。

3. 百日咳疫苗

百日咳是非常严重的咳嗽，持续时间长达6周，有可能致命。

4. 脑膜炎疫苗

脑膜炎是脑膜或脑脊膜被感染的一种疾病。世界上每年有约50万人死于脑膜炎。

5. 脊髓灰质炎疫苗

脊髓灰质炎由病毒侵入血液循环系统引起，可能导致瘫痪或死亡。

6. 甲型肝炎疫苗和乙型肝炎疫苗

甲型肝炎和乙型肝炎均由病毒攻击肝脏引起，可能导致死亡。

7. 轮状病毒疫苗

轮状病毒使人腹泻，直至脱水。每年有约50万儿童死于轮状病毒感染。

8. 麻腮风疫苗

麻疹、腮腺炎、风疹都可能带来终身危害，比如脑损伤或其他器官损伤。

9. 水痘疫苗

水痘是一种由带状疱疹病毒感染的传染性疾病，以成批出现皮疹为特征，严重时可能造成脑损伤或肺损伤。

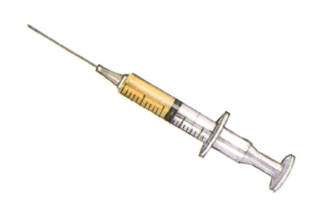

事实与数字

过去,人们总是疾病缠身,但疫苗接种计划使得情况有所好转。例如,在美国,通过接种疫苗使14种危险疾病的发病率降低了约90%,即从每年的550万人下降到50万人以下。

但并不是所有接种了疫苗的人都能免受疾病侵害。2007—2014年,美国有约14万人接种了疫苗却染上疾病,其中约1400人死亡。

接种疫苗后发生严重不良反应的情况是非常少见的,疫苗接种可能带来的危害远远小于感染疾病带来的危害。

这正如美国伟大的政治家本杰明·富兰克林300年前所写的那样:

"1736年,我失去了一个儿子,他年仅4岁,就像别的一些孩子一样死于天花。我非常后悔没有早一点让他接种天花疫苗。我想把这件事告诉其他做父母的,他们不给孩子接种,是因为万一孩子接种疫苗后染病而亡,他们会非常后悔,无法原谅自己。但事实上,我的亲身经历证明,无论接种还是不接种,我们都有可能后悔,那何不选择一种更安全的方式呢?"

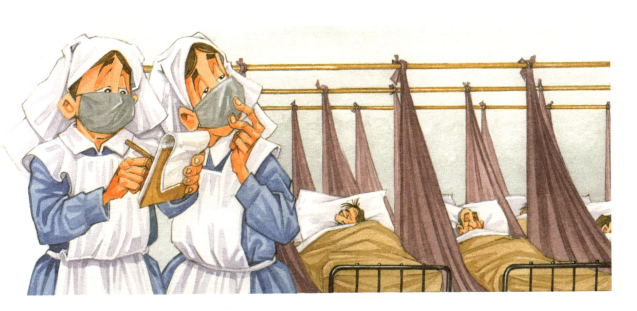

你知道吗？

● 人体可以产生亿万种抗体。

● 如果你把地球上所有生物的种类加起来，从微小的细菌到庞大的鲸鱼，得到的种类总数仍然比病毒的种类少。从古至今，病毒无孔不入，无论是细菌、植物、真菌还是鲨鱼和恐龙，都是受害者。

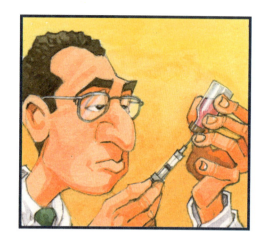

● 一升人体血液内含有60亿个吞噬细胞，时刻准备行动。它们是保护你身体的"军队"，正整装待发呢！

● "疫苗"（vaccine）一词源于拉丁语vaccinus（意思是"从牛身上来"）。人们用这个词来表示疫苗，是因为詹纳的第一代疫苗是从牛痘中提取出的，显而易见，这就意味着疫苗的确是从牛身上来的。所以，这个名字不是虚构的，不是异想天开！

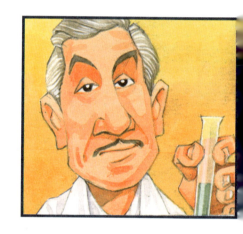

● 不仅人可以接种疫苗，保险起见，农场里的动物们也会接种疫苗，你甚至还能为你的宠物猫狗接种疫苗呢！动物园里的动物们也接种过疫苗。你愿意给一只生气的狮子打针吗？不，其实动物饲养员们也不乐意。为了避免靠得太近，他们通常采用打疫苗枪的方式远距离为这些动物接种疫苗。

致　谢

　　"身边的科学真好玩"系列丛书,在制作阶段幸得众多小朋友和家长的集思广益,获得了受广大读者欢迎的名字。在此,特别感谢田辛煜、李一沁、樊沛辰、王一童、陈伯睿、陈筱菲、张睿妍、张启轩、陶宇晓、梁煜、刘香橙、范昱、张怡添、谢欣珊、王子腾、蒋子涵、李青蔚、曹鹤瑶、柴竹玥等小朋友。

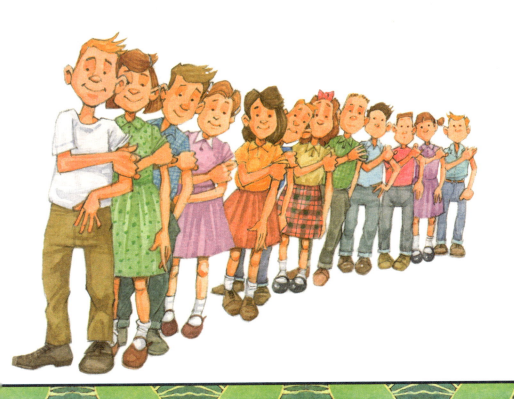

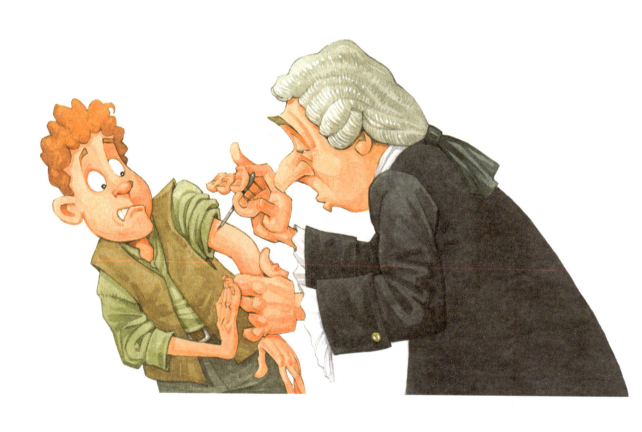